Éveiller l'épanouissement

Éducation à domicile (*homeschooling*) en autisme

Coni Danegger, PhD

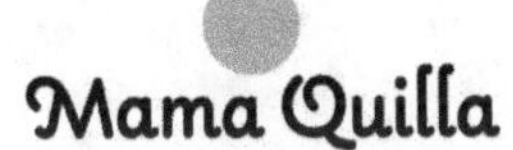

Mama Quilla

Coni Danegger, PhD, *Éveiller l'épanouissement : Éducation à domicile (homeschooling) en autisme*. Mama Quilla, Août 2023.

ISBN 9798859810598

Table des Matières

Prologue

L'éducation à domicile (*homeschooling*) est l'un des futurs de l'éducation pour les personnes autistes. Elle peut créer des environnements ouverts et inclusifs qui favorisent le développement intégral de chaque élève et les autonomisent à atteindre leur plein potentiel dans une vie autonome, prospère, utile et heureuse. En fleurissant.

Grâce à l'enseignement personnalisé, au soutien individualisé et à une focalisation sur le développement de compétences au-delà de la simple acquisition de connaissances, on peut ouvrir la voie à une expérience éducative plus gratifiante, émancipatrice et enrichissante pour les personnes autistes.

En nous basant sur des expériences fructueuses du passé, nous observons avec curiosité et ouverture les approches éducatives ainsi que les meilleures pratiques actuelles. Nous filtrons ces éléments à travers le prisme de la science et de la philosophie, tout en écoutant nos cœurs. C'est avec cette approche que nous présentons cette proposition entre vos mains.

Cette proposition fait partie intégrante du projet "El Pez Volador/The Flying Fish", initiative éducative avec des antécédents depuis 2006. Si vous souhaitez en savoir plus, visitez notre site web : www.elpezvolador.org/academy/

Ce petit livre peut servir de guide. Nous vous remercions de faire partie de ce parcours. Allons travailler ensemble, avec perseverance, amour et confiance, pour éveiller l'épanouissement à travers l'éducation à domicile.

Pour un autisme flourissant.

Aux enfants du présent et du futur.
À la petite fille que j'étais.

Introduction

Je suis une femme autiste. Je l'ai toujours été. Il y a de nombreuses années, j'étais une enfant autiste.

Ensuite, j'ai étudié l'éducation et j'ai travaillé en tant qu'éducatrice dans de nombreux endroits.

Après avoir vu tant de choses, je vous propose l'éducation à domicile, également connue sous le nom de *homeschooling*, comme l'un des avenirs prometteurs de l'éducation.

Dans ce livre, nous explorons ensemble les raisons de l'opportunité de l'éducation à domicile (*homeschooling*), en particulier pour les étudiants autistes, ainsi qu'un guide pour concevoir et mettre en œuvre des programmes d'éducation à domicile.

Pour un autisme épanouissant.

Chapitre 1

Pourquoi l'éducation à domicile pour des étudiants autistes

1.1 Éducation à domicile ou *homeschooling*

L'éducation à domicile, également connue sous le nom de *homeschooling*, fait référence à la pratique d'éduquer les enfants dans l'environnement familial plutôt que de les envoyer dans une école traditionnelle. Dans cette approche éducative, les parents/tuteur.trice.s assument le rôle principal de l'enseignement et sont responsables de la planification, de la mise en œuvre et de l'évaluation du programme éducatif de leurs enfants.

L'éducation à domicile permet aux parents d'adapter l'éducation de leurs enfants à leurs besoins individuels, à leurs intérêts et à leur rythme d'apprentissage, ainsi que de répondre aux priorités de la famille en ce qui concerne ses aspirations, ses désirs et ses valeurs.

L'éducation à domicile permet de personnaliser le programme d'études et d'utiliser une variété de méthodes et de ressources pédagogiques, telles que des manuels scolaires, des matériaux en ligne, des tutorats et des expériences pratiques, ainsi que des services éducatifs ou professionnels complémentaires, pour offrir une éducation complète.

Les raisons de choisir l'éducation à domicile peuvent varier. Certaines familles peuvent choisir l'enseignement à domicile pour répondre aux besoins spécifiques de leurs enfants ayant des besoins éducatifs particuliers, des conditions de handicap, des capacités élevées ou des intérêts spécifiques, ou des circonstances particulières, telles que des périodes de voyages ou de séjours à l'étranger, ou lorsque les bâtiments scolaires sont éloignés des domiciles familiaux, entre autres raisons. De nombreuses administrations éducatives dans le monde considèrent favorablement les raisons de commodité du *homeschooling* parmi d'autres formats éducatifs.

L'éducation à domicile nécessite un engagement et une dévotion significatifs de la part des parents et/ou des tuteurs, car ils assument la responsabilité de fournir une éducation complète et équilibrée. Cela implique de fixer des objectifs éducatifs, de planifier des leçons, de dispenser un enseignement, de fournir un soutien et une évaluation, et de favoriser le développement social et émotionnel de leurs enfants.

Le *homeschooling* peut être une option éducative efficace pour certaines familles, mais il est important d'évaluer soigneusement les besoins, les circonstances et les ressources disponibles avant de prendre cette décision.

Il est important de noter que les réglementations et les exigences légales pour le *homeschooling* varient selon les pays et les États. Certains endroits exigent que les familles présentent des notifications d'intention d'enseignement à domicile, soumettent des plans d'études ou participent à des évaluations périodiques. Par conséquent, il est nécessaire de rechercher et de respecter les exigences légales et éducatives correspondantes lors de la pratique de l'éducation à domicile.

Une communication ouverte avec les autorités éducatives locales et la participation à des communautés d'éducation à domicile peuvent fournir un soutien supplémentaire et des ressources pour les familles qui choisissent cette forme d'éducation.

1.2 Éducation à domicile dans le contexte de l'autisme

Le *homeschooling* est envisagé comme une forme d'éducation générale adaptée pour répondre aux défis spécifiques des personnes sur le spectre autistique.

En effet, des études biographiques indiquent que des personnes qui auraient pu avoir un neurotype autistique et qui avaient des difficultés sérieuses pour s'intégrer dans les institutions scolaires, comme par exemple l'inventeur Thomas Alva Edison, ont prospéré dans le contexte de l'éducation à domicile. Les personnes ayant des besoins importants en soutien, des trajectoires de développement particulières, des cooccurrences de conditions de santé, ou des préférences dans leurs modes de socialisation ou de communication, par exemple, pourraient bénéficier de l'éducation à domicile, parfois de manière temporaire ou en complément de leur participation à d'autres formats éducatifs.

Le *homeschooling* peut offrir aux personnes autistes l'occasion d'approfondir leurs connaissances et leur pratique dans leurs propres domaines d'intérêt, tout en étudiant l'ensemble du programme scolaire prévu par les autorités éducatives.

Grâce à une éducation à la fois large et personnalisée, ainsi qu'au développement personnel au sein de la famille, les personnes autistes peuvent effectuer des transitions importantes, par exemple vers l'âge adulte, en toute confiance et autonomie.

1.3 Éducation à domicile et approche de la neurodiversité

L'éducation à domicile est particulièrement compatible avec une approche de la neurodiversité. Elle encourage la création d'environnements d'apprentissage personnalisés, inclusifs et de soutien qui respectent et valorisent chaque individu tel qu'il est, pour favoriser son développement à travers l'éducation.

L'éducation à domicile pour l'autisme dans une perspective de neurodiversité va au-delà de simplement reconnaître et s'adapter aux traits considérés comme neurodivergents.

Elle célèbre la diversité des profils humains tout en prenant en compte d'autres aspects importants de l'expérience de chaque élève.

À partir des forces de chaque élève, un parcours éducatif personnalisé et flexible est planifié.

L'éducation à domicile pour l'autisme est une approche qui peut embrasser la complexité des expériences des personnes autistes et créer une approche éducative appropriée, globale et radicalement inclusive pour la vie à partir de l'environnement le plus proche.

En prenant en compte les forces, le bien-être, le contexte culturel et les objectifs de vie de l'élève, l'éducation à domicile peut créer une expérience éducative qui soutient le développement global de chaque élève autiste.

1.4 Quelques clés de l'enseignement à domicile axé sur la neurodiversité

Parcours d'apprentissage individualisés

L'enseignement à domicile permet des parcours d'apprentissage individualisés adaptés aux besoins et aux intérêts spécifiques de chaque élève autiste.

Il reconnaît que l'autisme est une condition hautement hétérogène et qu'il n'y a pas d'approche unique pour toutes les personnes autistes. L'enseignement à domicile habilite les parents, les aidants et les autres professionnels à concevoir des expériences éducatives personnalisées qui tiennent compte des forces, des défis, du style d'apprentissage et des préférences sensorielles de chaque élève.

Apprentissage basé sur les forces

L'enseignement à domicile permet en particulier de se concentrer sur l'identification et la promotion des forces et des talents de chaque élève. En explorant et en développant ces forces, il favorise chez les élèves un sentiment de compétence et d'estime de soi.

Prise en compte sensorielle

Les sensibilités sensorielles sont courantes chez les personnes autistes et celles ayant d'autres formes de neurodiversité. L'enseignement à domicile prend en compte les besoins sensoriels potentiels et fournit un environnement d'apprentissage qui peut offrir un cadre approprié et soutenir la régulation sensorielle.

Environnements d'apprentissage flexibles

L'enseignement à domicile reconnaît l'importance d'environnements d'apprentissage flexibles pouvant s'adapter aux besoins changeants des élèves.

Il permet de réaliser des ajustements dans les horaires, les routines et les méthodes d'instruction pour s'adapter aux besoins et aux préférences individuelles de chaque élève.

Accent sur la connaissance de soi, l'assertivité et la défense personnelle

Le cadre intime de l'enseignement à domicile axé sur la neurodiversité peut faciliter le développement des compétences en connaissance de soi, en assertivité et en défense personnelle chez les élèves.

Cela les habilite à comprendre leurs propres forces, défis et adaptations, et à communiquer leurs besoins de manière efficace.

Apprentissage et soutien collaboratifs

L'enseignement à domicile favorise les environnements d'apprentissage collaboratifs où les élèves peuvent interagir avec leurs pairs, mentors et éducateur.trice.s issus de divers contextes, de manière solidaire et inclusive.

Il encourage l'échange d'expériences, de perspectives et de ressources, favorisant un sentiment d'appartenance et de communauté, au-delà des murs du domicile.

Soutiens, adaptations et modifications

L'enseignement à domicile reconnaît l'importance de fournir des adaptations et des modifications appropriées pour soutenir les élèves neurodivergents. Cela implique d'adapter le programme, les méthodes d'instruction et les évaluations afin d'assurer un accès équitable à l'éducation et d'optimiser les résultats d'apprentissage.

Bien-être et santé physique et mentale

L'enseignement à domicile pour l'autisme reconnaît l'impact de la santé physique et mentale sur l'apprentissage et le développement. Il est attentif aux aspects de la santé physique qui sont parfois présents dans la vie des personnes autistes et qui doivent être pris en compte en particulier. Il priorise le bien-être des élèves autistes en créant un environnement d'apprentissage favorable et peu stressant, en encourageant les stratégies d'auto-soin et en favorisant des expériences émotionnelles et sociales positives.

Bien-être social et émotionnel

L'enseignement à domicile donne la priorité au bien-être social et émotionnel des élèves. Il crée un environnement sûr et accueillant qui favorise une bonne estime de soi, l'acceptation de soi et la santé mentale. Il encourage les opportunités de socialisation, d'interaction entre pairs et de participation communautaire de manière à respecter le niveau de confort et les préférences de chaque élève.

Approche basée sur les forces

Une approche de la neurodiversité dans l'enseignement à domicile met l'accent sur l'importance d'identifier et de promouvoir les forces et les passions des élèves. Elle se concentre sur le développement de leurs domaines d'intérêt, encourage l'exploration et offre des opportunités de participation et de maîtrise approfondie. En mettant l'accent sur les forces, les élèves développent une image positive d'eux-mêmes, une motivation et un sentiment d'accomplissement.

Interaction et vie sociale

L'enseignement à domicile pour l'autisme, dans le cadre d'une approche de la neurodiversité, met l'accent sur l'importance de l'interaction sociale et de la connexion pour les élèves, et offre des opportunités pour des expériences sociales significatives, comme la participation à des activités communautaires, la rejoindre des groupes basés sur des intérêts ou interagir avec des pairs. Des efforts sont déployés pour créer des environnements inclusifs qui respectent les styles de communication individuels et facilitent des interactions sociales positives.

L'enseignement à domicile va au-delà des simples réalisations académiques.

Collaboration avec la communauté

L'enseignement à domicile implique de se connecter avec des communautés en général. Cela comprend la recherche de soutien, de ressources et d'orientation auprès de communautés de personnes neurodivergentes, d'organisations et de communautés en ligne. Il favorise un sentiment d'autonomisation, de validation et d'expériences partagées.

Accès aux ressources communautaires

L'enseignement à domicile pour l'autisme implique de se connecter avec des ressources et des services de soutien communautaires. Il reconnaît la valeur de la collaboration avec des professionnelles (éducateur·trice.s, coachs, tuteur.trice.s, mentor·es, conseiller·ères, thérapeutes) et des organisations de soutien pour accéder à des connaissances, des pratiques et des ressources qui peuvent améliorer le parcours éducatif de chaque élève. Ces ressources communautaires peuvent fournir une orientation précieuse, une formation et des opportunités de réseautage pour les élèves et leurs familles.

Éducation culturellement réceptive

L'enseignement à domicile pour l'autisme, dans le cadre d'une approche de la neurodiversité, reconnaît que les antécédents culturels, les traditions et les valeurs peuvent donner un sens et une forme à l'expérience éducative des élèves autistes. Des efforts sont déployés pour incorporer des perspectives culturelles, des récits diversifiés et des matériaux inclusifs qui reflètent le patrimoine culturel de l'élève et favorisent un sentiment d'appartenance, ainsi que sa connaissance, son ouverture et son empathie envers diverses cultures et contextes.

Apprentissage tout au long de la vie et planification de la transition

L'enseignement à domicile pour l'autisme prépare les élèves à l'apprentissage tout au long de la vie et aux transitions réussies vers l'âge adulte. Il prend en compte le développement de compétences essentielles pour la vie indépendante, l'autodéfense, la formation professionnelle, l'enseignement supérieur et l'emploi. La planification de la transition est un processus collaboratif qui implique d'explorer les opportunités, de fixer des objectifs et de se connecter avec des ressources qui soutiennent les aspirations et les futures trajectoires de l'élève.

Collaboration et partenariat

Une approche de la neurodiversité dans l'enseignement à domicile implique des partenariats collaboratifs entre les parents, les soignants, les éducateur.trice.s et les élèves. La communication ouverte, la prise de décision partagée et les retours réguliers sont encouragés pour s'assurer que le plan éducatif évolue en même temps que les besoins et les aspirations de l'élève. La collaboration favorise un sentiment d'autonomisation, de responsabilité partagée et de responsabilité du parcours éducatif de l'élève.

Croissance continue et réflexion

L'enseignement à domicile pour l'autisme valorise la croissance continue et la réflexion. Il encourage l'autoévaluation continue, l'évaluation des stratégies pédagogiques et l'adaptation des plans éducatifs en fonction des progrès de l'élève et des intérêts en évolution. La réflexion et l'ajustement réguliers garantissent que l'expérience de l'enseignement à domicile reste dynamique, réceptive et propice au développement global de chaque élève.

Éducation individualisée, apprentissage personnalisé

Changer l'approche pour se concentrer sur l'apprentissage et le développement personnalisés est crucial pour soutenir le processus éducatif des personnes autistes. Alors que l'éducation traditionnelle suit souvent une approche standardisée, l'apprentissage personnalisé reconnaît que chaque élève est unique et nécessite un soutien et un processus éducatif individualisés.

CHAPITRE 2

Apprentissage personnalisé. Adapter l'éducation aux personnes autistes

Dans ce chapitre, nous explorerons l'importance des Plans d'Éducation Individualisés (PEI) dans l'éducation à domicile pour les élèves autistes. Nous discuterons de la manière dont les PEI peuvent offrir un chemin d'apprentissage personnalisé adapté aux forces, aux défis et aux objectifs uniques de chaque individu.

2.1 Comprendre les Plans d'Éducation Individualisés (PEI)

Les Plans d'Éducation Individualisés (PEI) sont des documents formels qui définissent les objectifs éducatifs personnalisés, les stratégies et les soutiens pour les élèves ayant des besoins éducatifs particuliers, y compris ceux sur le spectre autistique.

Bien qu'ils soient traditionnellement associés aux environnements scolaires, les PEI peuvent également jouer un rôle significatif dans l'éducation à domicile, garantissant une expérience d'apprentissage adaptée et efficace pour chaque élève autiste.

Les PEI servent de guide pour orienter la trajectoire éducative de chaque élève individuel. Ils sont conçus pour aborder les forces, les défis et les styles d'apprentissage uniques des élèves autistes, permettant un chemin d'apprentissage personnalisé au sein de l'environnement éducatif à domicile. En développant un PEI, les parents ou les soignants qui enseignent à domicile

20

peuvent s'assurer que leur approche éducative est personnalisée et répond aux besoins spécifiques de leur enfant autiste.

L'importance des PEI dans l'éducation à domicile réside dans leur capacité à fournir une structure, une clarté et une responsabilité au processus éducatif. Ils aident à maintenir l'accent sur les objectifs individualisés, à suivre les progrès et à établir un cadre de collaboration entre les parents, les éducateur.trice.s et d'autres professionnels impliqués dans l'éducation de l'enfant.

En développant un PEI, les parents ou les soignants qui enseignent à domicile peuvent :

IDENTIFIER ET PRIORISER LES OBJECTIFS ÉDUCATIFS

Un PEI permet aux parents de définir et de prioriser clairement les objectifs d'apprentissage pour leur enfant autiste. Il aide à identifier les domaines de concentration, tels que les compétences académiques, le développement social, les compétences de communication ou l'intégration sensorielle.

ADAPTER L'ENSEIGNEMENT ET LE PROGRAMME OFFICIEL

Un PEI permet aux parents d'adapter les méthodes d'enseignement, les matériaux et les ressources pour qu'ils correspondent au style d'apprentissage, aux forces et aux intérêts de leur enfant. Il facilite la sélection de matériaux de programme appropriés, l'intégration de technologies d'assistance et l'utilisation de stratégies d'enseignement individualisées.

FOURNIR LES SOUTIENS ET LES AJUSTEMENTS NÉCESSAIRES

Un PEI garantit que les soutiens et les ajustements nécessaires sont mis en place de manière appropriée pour faciliter l'apprentissage. Cela peut inclure des ajustements dans l'environnement d'apprentissage, des modifications des tâches ou des évaluations, ainsi que la fourniture de ressources ou de services supplémentaires, tels que des services de santé physique ou mentale, des activités de loisirs, des moments de détente ou des sports, ou encore une éducation complémentaire, etc.

ÉTABLIR DES MÉCANISMES D'ÉVALUATION ET DE SUIVI DES PROGRÈS

Un PEI établit un cadre pour évaluer les progrès de l'élève et revoir l'efficacité et le respect des objectifs de l'approche d'éducation à domicile. Il permet aux parents ou aux soignants d'évaluer si les stratégies et les soutiens définis dans le plan conduisent aux résultats souhaités et d'apporter les ajustements nécessaires en conséquence.

ENCOURAGER LA COLLABORATION ET LA COMMUNICATION

Un PEI encourage la collaboration entre les parents, les soignants, les éducateur.trice.s et d'autres professionnels éventuellement impliqués dans l'éducation des personnes autistes.

La mise en œuvre d'un PEI dans le contexte de l'éducation à domicile peut fournir une structure et un cadre qui soutiennent les besoins éducatifs individualisés de chaque élève tout au long de son parcours.

Cela permet aux parents et aux soignants d'adopter une approche intentionnelle, en veillant à ce que l'expérience d'apprentissage soit adaptée au profil unique de leur enfant et favorise des progrès significatifs vers leurs objectifs éducatifs.

En reconnaissant l'importance des PEI dans l'éducation à domicile, les parents et les soignants peuvent s'assurer que leur enfant autiste reçoit une éducation personnalisée, favorable et en accord avec ses besoins et ses potentialités spécifiques.

2.2 Explorer les exigences légales et les lignes directrices pour élaborer un PEI

Élaborer un Plan d'Éducation Individualisé (PEI) pour enseigner à domicile à un élève autiste implique de comprendre les exigences légales et les lignes directrices établies par les autorités éducatives. Bien que les réglementations en matière d'éducation à domicile puissent varier d'un pays ou d'un État à l'autre, il est essentiel de se familiariser avec les lois applicables afin de garantir la conformité et de créer un PEI efficace.

Voici quelques aspects clés à prendre en compte lors de l'exploration des exigences et des lignes directrices pour élaborer avec succès un PEI dans l'éducation à domicile :

SE RENSEIGNER SUR LES LOIS ET LES RÉGLEMENTATIONS EN MATIÈRE D'ÉDUCATION À DOMICILE

• Se renseigner sur les lois et les réglementations spécifiques en matière d'éducation à domicile de votre pays, de votre État ou de votre région. Déterminer s'il existe des dispositions ou des exigences liées à l'élaboration de PEI pour les élèves qui reçoivent une éducation à domicile et ont des besoins spéciaux ou des handicaps, y compris l'autisme.

• Se familiariser avec toute obligation de documentation ou de rapports associée à l'éducation à domicile, telle que la notification aux autorités éducatives ou la soumission de rapports de progrès annuels.

DEMANDER DES CONSEILS AUX AUTORITÉS ÉDUCATIVES

• Entrer en contact avec le département de l'éducation local ou l'agence de surveillance de l'éducation à domicile pour obtenir des informations sur les exigences légales pour élaborer un PEI dans l'éducation à domicile.

• Se renseigner sur les lignes directrices spécifiques, la documentation ou les ressources disponibles pour élaborer un PEI

• Maintenir une communication ouverte avec les autorités éducatives pour garantir la conformité et obtenir toute orientation ou assistance nécessaire pendant le processus.

PARTAGER ET CÉLÉBRER LE TRAVAIL CONJOINT AVEC D'AUTRES PROFESSIONNELS

• La collaboration entre divers professionnels spécialisés dans le contexte de l'éducation à domicile peut créer des conditions appropriées pour développer un PEI.

SUIVRE LES COMPOSANTES ET LES PROCÉDURES DU PEI

• Respecter les composantes standard d'un PEI, qui comprennent généralement une déclaration du niveau de performance actuel de l'élève, des objectifs généraux et spécifiques, des adaptations, des soutiens, des services connexes et des procédures d'évaluation.

DOCUMENTER LES OBJECTIFS, LES STRATÉGIES ET LES SOUTIENS

• Enregistrer de manière claire et organisée les informations, la documentation et les événements liés à l'éducation à domicile peut faire une différence importante dans la réalisation de votre enfant, en tenant compte de ses propres défis et forces, à partir des plans de leçons et du travail autonome de chaque élève, des matériels pédagogiques et des évaluations qui correspondent aux objectifs et aux adaptations définis dans le PEI.

• Documenter la communication avec les collègues et le personnel d'autres domaines

• Conserver des dossiers organisés de toute communication, consultation ou collaboration avec des professionnels et des autorités éducatives concernant le développement et la mise en œuvre du PEI.

METTRE EN PLACE UN SYSTÈME D'ÉVALUATION CONTINUE ET FINALE

La réalisation d'une évaluation continue permet de suivre l'efficacité du plan et d'apporter les ajustements nécessaires au fil du temps.

• Documenter les progrès de votre enfant, en notant tout défi ou succès lié à ses objectifs d'apprentissage, à ses adaptations ou à ses soutiens.

• Rappelez-vous que les exigences légales et les lignes directrices pour élaborer un PEI dans l'éducation à domicile peuvent varier, il est donc crucial de rechercher et de comprendre les réglementations spécifiques applicables à votre juridiction. En suivant le cadre légal et en incorporant une orientation professionnelle, vous pouvez vous assurer que le PEI de votre enfant est complet, conforme aux normes et qu'il prend en charge ses besoins d'apprentissage uniques dans un environnement d'éducation à domicile.

2.3 Travail collaboratif et en équipe

Le développement d'un Plan d'Éducation Individualisé (PEI) est un processus collaboratif qui implique la participation active des parents, des éducateur.trice.s et d'autres professionnels. En participant à cet effort collaboratif, toutes les parties prenantes peuvent apporter leurs perspectives, leur expérience et leurs connaissances uniques pour créer un plan efficace et complet pour l'éducation à domicile d'un élève autiste.

Voici quelques points clés qui mettent en évidence la nature collaborative du développement du PEI :

Engagement des parents/tuteur.trice.s

Les parents/tuteur.trice.s jouent un rôle central dans le développement du PEI, car ils possèdent des informations précieuses sur les forces, les besoins et les préférences de leur enfant.

Ils apportent leur vision du style d'apprentissage, des intérêts et des objectifs de leur enfant, en veillant à ce que le PEI soit adapté à ses besoins individuels.

Ils participent activement aux réunions sur le PEI, partageant leurs observations, leurs préoccupations et leurs aspirations pour l'éducation de leur enfant.

Les parents/tuteur.trice.s apportent une contribution précieuse en fixant des objectifs, en choisissant des stratégies d'enseignement et d'évaluation, et en déterminant les adaptations et les soutiens.

Collaboration des éducateur.trice.s professionnels

Les éducateur.trice.s chargés de dispenser un enseignement ou une instruction, ainsi que de fournir des orientations et un soutien dans la mise en œuvre du PEI, travaillent en étroite collaboration avec les parents/tuteur.trice.s.

Ces éducateur.trice.s apportent leur expérience en pédagogie, en développement de programmes et en stratégies d'enseignement et d'évaluation dans divers domaines, ainsi que leur connaissance spécifique du travail avec des personnes à différents stades de développement.

Les éducateur.trice.s professionnels collaborent avec les parents/tuteur.trice.s pour traduire les objectifs du PEI en plans et activités concrets.

Ils fournissent également des orientations pour la sélection de ressources, de matériaux et d'outils d'évaluation appropriés qui sont alignés sur le PEI.

Participation de professionnels de l'éducation spécialisés en autisme

Dans certains cas, impliquer des professionnels spécialisés en éducation liée à l'autisme, ainsi que dans certains cas des professionnels de la santé physique ou mentale, peut améliorer le développement du PEI et le parcours éducatif à domicile.

Ces professionnels apportent des connaissances précieuses sur les besoins spécifiques des élèves autistes, fournissent des informations utiles issues de la recherche sur l'autisme et suggèrent des stratégies et des interventions fondées sur des preuves ou des bonnes pratiques pédagogiques, le cas échéant.

Ils collaborent également avec les parents et les éducateur.trice.s pour s'assurer que le PEI aborde efficacement les besoins académiques et globaux de chaque élève.

Les professionnels de l'éducation spécialisée en autisme apportent leur expertise dans la conception d'adaptations, de modifications et de soutiens individualisés, en relation avec une variété d'aspects possibles parmi les élèves autistes.

Collaboration et travail d'équipe

L'élaboration d'un Plan d'Éducation Individualisé (PEI) est un processus collaboratif qui implique la participation active des parents/tuteur.trice.s, des éducateur.trice.s et d'autres professionnels.

En participant à cet effort collaboratif, toutes les parties prenantes peuvent apporter leurs perspectives, leur expérience et leurs connaissances uniques pour créer un plan efficace et complet pour l'éducation à domicile d'un.e étudiant.e autiste.

Voici quelques points clés qui soulignent la nature collaborative de l'élaboration du PEI :

IMPLICATION DES PARENTS/TUTEUR.TRICE.S

Les parents/tuteur.trice.s jouent un rôle central dans l'élaboration du PEI, car ils possèdent des connaissances précieuses sur les forces, les besoins et les préférences de leur enfant.

Ils apportent leur vision du style d'apprentissage, des intérêts et des objectifs de leur enfant, en veillant à ce que le PEI s'adapte à ses besoins individuels.

Ils participent activement aux réunions sur le PEI, partageant observations, préoccupations et aspirations pour l'éducation de leur enfant.

Les parents/tuteur.trice.s apportent une contribution précieuse en définissant des objectifs, en choisissant des stratégies d'enseignement et d'évaluation, et en déterminant des adaptations et des soutiens.

COLLABORATION DES ÉDUCATEUR.TRICE.S PROFESSIONNELS

Les éducateur.trice.s responsables de fournir l'enseignement, l'orientation et le soutien dans la mise en œuvre du PEI travaillent en étroite collaboration avec les parents/tuteur.trice.s.

Ces éducateur.trice.s apportent leur expérience en pédagogie, en développement de programmes et en stratégies d'enseignement et d'évaluation dans divers domaines, ainsi qu'une connaissance spécifique du travail avec des personnes à différentes étapes du développement.

Les éducateur.trice.s professionnels collaborent avec les parents/tuteur.trice.s pour traduire les objectifs du PEI en plans et activités concrets.

Ils fournissent également des orientations pour la sélection de ressources, de matériaux et d'outils d'évaluation appropriés qui sont en accord avec le PEI.

Participation de professionnels spécialisés en éducation et en autisme

Dans certains cas, impliquer des professionnels spécialisés en éducation et en autisme, ainsi que parfois des professionnels de la santé physique ou mentale, peut améliorer le développement du PEI et le parcours éducatif à domicile.

Ces professionnels apportent des connaissances précieuses sur les besoins spécifiques des élèves autistes, fournissent des informations utiles issues de la recherche sur l'autisme et suggèrent des stratégies et des interventions basées sur des preuves ou des bonnes pratiques éducatives, le cas échéant.

Ils collaborent également avec les parents/tuteur.trice.s et les éducateur.trice.s pour garantir que le PEI aborde de manière efficace les besoins académiques et globaux de chaque élève.

Communication régulière et réunions d'équipe

La collaboration entre les parents/tuteur.trice.s, les éducateur.trice.s et les professionnels impliqués dans le développement du PEI est facilitée par une communication régulière et des réunions d'équipe.

Grâce à une communication ouverte, ils partagent les progrès, les préoccupations et les mises à jour liées à l'apprentissage de chaque élève.

Les réunions d'équipe permettent une prise de décision collaborative, une évaluation de l'efficacité du PEI et des ajustements basés sur les besoins changeants de l'élève.

Les discussions collaboratives favorisent l'échange d'idées, la création de stratégies et la coordination des efforts pour assurer une approche cohérente et holistique.

La nature collaborative de l'élaboration du PEI nécessite de prendre en compte toutes les perspectives, ce qui aboutit à un plan complet reflétant l'expérience et les connaissances de chacun de ces profils éducatifs, ainsi que de l'équipe dans son ensemble.

Grâce à une collaboration efficace, le PEI devient un guide unifié pour l'éducation à domicile d'une personne autiste, favorisant une expérience éducative inclusive et de soutien qui maximise le potentiel d'apprentissage de chaque élève.

ÉVALUER LES FORCES, LES BESOINS ET LES INTÉRÊTS POUR INFORMER LA DÉFINITION DES OBJECTIFS

Évaluer les forces, les besoins et les intérêts d'un.e étudiant.e autiste est une étape cruciale pour élaborer un Plan d'Éducation Individualisé (PEI) efficace.

En comprenant le profil unique de l'élève, y compris ses forces et ses domaines de développement, les éducateur.trice.s et les parents/tuteur.trice.s peuvent définir des objectifs significatifs et pertinents en adéquation avec les compétences et les intérêts de chaque élève.

Voici quelques points clés qui soulignent l'importance du processus d'évaluation :

- Reconnaître les forces individuelles

- Identifier et reconnaître les forces d'un.e étudiant.e autiste est essentiel pour établir une base de réussite.

- Évaluer ses forces peut aider à déterminer les domaines dans lesquels chaque étudiant.e excelle, ainsi que ses intérêts spécifiques ou domaines d'intérêt.

- En exploitant ces forces, les éducateur.trice.s et les parents/tuteur.trice.s peuvent concevoir des expériences d'apprentissage qui favorisent la participation, la motivation et un sentiment de réussite.

COMPRENDRE LES BESOINS SPÉCIFIQUES

Évaluer les besoins de chaque étudiant.e autiste est crucial pour identifier les domaines nécessitant un soutien ou une attention supplémentaire.

Cette évaluation aide à découvrir les défis auxquels chaque étudiant.e peut être confronté(e) dans divers domaines, y compris ceux qui peuvent être liés aux traits de l'autisme ou représenter des domaines de défis.

En comprenant ces besoins, les éducateur.trice.s et les parents/tuteur.trice.s peuvent adapter l'enseignement, les adaptations et autres interventions pour les aborder de manière efficace.

PERSONNALISATION DES OBJECTIFS

L'évaluation des forces et des besoins guide l'établissement d'objectifs personnalisés pertinents et significatifs pour chaque étudiant.e autiste.

Les objectifs personnalisés tiennent compte des compétences, des intérêts et des aspirations de l'étudiant.e, favorisant un sentiment d'engagement et de motivation.

Lorsque les objectifs sont alignés sur les forces et les intérêts de l'étudiant.e, ils deviennent plus attrayants et significatifs, augmentant ainsi les chances de réussite et de progression.

DÉVELOPPEMENT HOLISTIQUE ET INTÉGRAL

L'évaluation des forces, des besoins et des intérêts permet de comprendre de manière globale le développement général de chaque étudiant.e, ainsi que les différentes dimensions à prendre en compte.

Elle aide à identifier des domaines au-delà de l'académique, en particulier divers intérêts professionnels, artistiques, culturels, sociaux, de communication, sportifs, etc.

Une approche holistique pour la fixation des objectifs garantit que le PEI de l'étudiant.e aborde ses divers besoins vitaux avec un sens de développement à court, moyen et long terme, dans tous les aspects de sa vie.

DÉCISIONS BASÉES SUR LES DONNÉES

Le processus d'évaluation fournit des données et des informations précieuses qui orientent la prise de décision tout au long du développement et de la mise en œuvre du PEI.

Les données, comprenant des évaluations formelles, des observations et des contributions de professionnel.les et de parents/tuteur.trice.s aident à identifier les domaines de croissance et guident la sélection de stratégies et de soutiens appropriés.

La surveillance régulière des progrès permet une évaluation continue et des ajustements d'objectifs et d'approches pédagogiques en fonction des besoins changeants et des progrès de l'étudiant.e.

2.4 Personnaliser les objectifs d'apprentissage

Évaluer les forces, les besoins et les intérêts de l'étudiant.e autiste est une étape cruciale pour créer un plan éducatif individualisé et efficace. En adoptant une approche d'évaluation globale, les éducateur.trice.s et les parents/tuteur.trice.s peuvent adapter l'enseignement, les interventions et les soutiens pour répondre aux besoins uniques et changeants de chaque étudiant.e, promouvoir leurs forces et favoriser une expérience éducative positive et significative. Ce processus pose les bases pour établir des objectifs pertinents, réalisables et autonomisants pour chaque étudiant.e autiste.

Tenir compte du style d'apprentissage, des habitudes, des préférences et du stade de développement de chaque étudiant.e autiste est essentiel lors de l'élaboration d'un Plan d'Éducation Individualisé (PEI) pour un.e étudiant.e autiste. En prenant en compte ces facteurs, les éducateur.trice.s et les parents peuvent adapter l'enseignement et les soutiens pour répondre efficacement aux besoins individuels de l'étudiant.e.

Il est important de prendre en considération ces aspects :

Style d'apprentissage

Les étudiant.e.s autistes ont souvent des styles d'apprentissage qui peuvent différer des plus courants, ou être plus spécifiques, voire inhabituels.

Certains étudiant.e.s autistes sont plutôt des apprenants visuels, tandis que d'autres peuvent bénéficier davantage d'approches pratiques ou auditives.

Comprendre le style d'apprentissage préféré de l'étudiant.e permet aux éducateur.trice.s et aux parents/tuteur.trice.s de choisir des méthodes d'enseignement et des matériels adaptés qui correspondent à leurs forces et encouragent la participation.

PRÉFÉRENCES

Les étudiant.e.s autistes peuvent avoir des intérêts, des passions ou des motivations spécifiques qui peuvent être exploitées pour améliorer leurs expériences d'apprentissage.

Incorporer leurs intérêts dans le programme d'études et les activités d'enseignement peut augmenter la motivation, l'attention et la participation.

En tenant compte de leurs préférences, les éducateur.trice.s et les parents/tuteur.trice.s peuvent concevoir des opportunités d'apprentissage significatives et pertinentes qui tiennent compte de leur motivation intrinsèque.

STAGE ET NIVEAU DE DÉVELOPPEMENT

Reconnaître le stage de développement de l'étudiant.e dans différents domaines est crucial pour établir des objectifs et des attentes appropriées.

Les étudiant.e.s autistes, tout comme toutes les personnes, progressent à leur propre rythme dans différents domaines de développement, tels que le cognitif, le social, l'émotionnel et le physique.

Aligner le PEI avec les étapes de développement de l'élève garantit que les objectifs et les buts soient atteignables et appropriés.

CONSIDÉRATIONS SENSORIELLES

Les sensibilités sensorielles sont courantes chez les personnes autistes et peuvent affecter significativement leurs expériences d'apprentissage.

En répondant à leurs préférences et sensibilités sensorielles ainsi qu'à leurs domaines de défis, un environnement d'apprentissage sûr et favorable est créé.

SOUTIENS INDIVIDUALISÉS

Chaque élève autiste possède des forces et des défis uniques et changeants qui nécessitent des soutiens et des adaptations individualisés.

Prendre en compte leurs besoins spécifiques et leurs domaines de difficulté ou de défi permet de mettre en place des stratégies et des interventions axées sur les objectifs et les fins.

Si nécessaire, les dispositifs de soutien individualisé peuvent inclure différentes formes d'aides ou d'assistance, d'adaptations ou de modifications pour garantir l'accès au programme et optimiser les résultats d'apprentissage.

2.5 Adapter le programme d'études et l'enseignement

Adapter les matériels et les ressources pour répondre aux besoins et aux intérêts

Lorsqu'on enseigne à domicile à un.e étudiant.e autiste, il est essentiel d'adapter les matériels et les ressources du programme d'études pour répondre à ses besoins et à ses intérêts d'apprentissage uniques. En adaptant le contenu éducatif, les matériels et les ressources, les éducateur.trice.s et les parents/tuteur.trice.s peuvent créer une expérience d'apprentissage personnalisée et attrayante qui maximise le potentiel d'apprentissage de chaque étudiant.e.

L'adaptation des matériels et des ressources du programme d'études est cruciale car :

BESOINS D'APPRENTISSAGE INDIVIDUALISÉS

Chaque étudiant.e autiste a des besoins, des exigences ou des préférences d'apprentissage spécifiques qui peuvent différer de ceux des autres étudiant.e.s.

L'adaptation des matériels du programme d'études permet aux éducateur.trice.s et aux parents/tuteur.trice.s de prendre en compte les forces, les défis et les intérêts uniques de chaque étudiant.e.

En tenant compte de leurs besoins d'apprentissage individualisés, tels que leurs préférences sensorielles, leur focalisation de l'attention ou leurs différences de traitement, les matériels d'enseignement peuvent être adaptés pour optimiser et favoriser leur expérience d'apprentissage.

ENSEIGNEMENT DIFFÉRENCIÉ

L'adaptation des matériels du programme d'études permet un enseignement différencié, qui s'adapte aux profils d'apprentissage et aux compétences diverses des étudiant.e.s autistes.

La différenciation implique de modifier le contenu, les stratégies d'enseignement et d'évaluation pour répondre aux besoins spécifiques de chaque étudiant.e et optimiser leurs résultats d'apprentissage.

En présentant l'information sous différents formats, en fournissant plusieurs points d'entrée et en offrant des options pour les matériels, les éducateur.trice.s et les parents/tuteur.trice.s peuvent s'adapter à différents styles d'apprentissage, préférences et compétences.

Conception personnalisée

Les matériels de programme d'études personnalisés peuvent contribuer à une conception personnalisée qui encourage l'engagement personnel de l'étudiant.e, en intégrant ses intérêts et ses passions.

En intégrant des thèmes ou des activités qui résonnent avec chaque étudiant.e, les éducateur.trice.s et les parents/tuteur.trice.s peuvent stimuler sa motivation, sa concentration et sa participation active dans le processus d'apprentissage.

La conception personnalisée accroît le sentiment d'appropriation, de pertinence et de plaisir de l'étudiant.e, ce qui peut conduire à une compréhension plus approfondie et à une meilleure rétention des contenus du programme d'études.

Stratégies d'enseignement adaptées

Les matériels du programme d'études personnalisés permettent l'utilisation de stratégies d'enseignement qui sont en accord avec les forces et le style d'apprentissage de chaque étudiant.e.

Adapter les stratégies d'enseignement pour répondre aux besoins de chaque étudiant.e facilite sa compréhension, sa participation et son progrès global.

Utilisation de la technologie et d'outils de soutien

L'adaptation des matériels du programme d'études peut impliquer l'utilisation de la technologie et d'outils de soutien qui répondent aux besoins uniques de chaque étudiant.e.

Les technologies de soutien, les applications éducatives, les ressources en ligne ou les logiciels adaptatifs peuvent être intégrés au programme d'études pour améliorer l'accessibilité, l'engagement personnel et les résultats d'apprentissage.

La technologie et les outils de soutien peuvent fournir un appui supplémentaire, un échafaudage ou des adaptations qui correspondent aux besoins d'apprentissage spécifiques de chaque étudiant.e et facilitent son apprentissage indépendant.

En adaptant les matériels et les ressources du programme d'études, les éducateur.trice.s et les parents/ttuteur.trice.s peuvent créer un environnement d'apprentissage qui s'adapte aux besoins, aux intérêts et aux compétences individualisés de chaque étudiant.e.

Les technologies de soutien offrent un soutien précieux aux étudiant.e.s autistes dans différents domaines d'apprentissage et de communication.

En particulier, les dispositifs ou ressources de communication augmentative et alternative (CAA) peuvent faciliter les compétences de communication expressive et réceptive, contribuant également à renforcer l'apprentissage.

Explorer diverses stratégies et matériels pour l'enseignement

Lorsque l'on enseigne à domicile à un.e étudiant.e, il est important d'explorer et d'utiliser une variété de stratégies d'enseignement qui correspondent à ses besoins d'apprentissage uniques.

En incorporant des matériels, des activités pratiques et des technologies de soutien appropriées, les éducateur.trice.s et les parents/tuteur.trice.s peuvent améliorer la participation, la compréhension et le développement des compétences.

Certaines stratégies clés à prendre en compte sont les suivantes:

MATÉRIELS VISUELS

Les matériels visuels sont des outils efficaces pour soutenir la communication, la compréhension et l'organisation.

ACTIVITÉS PRATIQUES

Les activités pratiques favorisent l'apprentissage actif et la participation sensorielle, ce qui est bénéfique pour de nombreux étudiant.e.s autistes.

APPROCHES MULTI-SENSORIELLES

Faire appel à plusieurs sens pour renforcer l'apprentissage et améliorer la rétention pour les étudiant.e.s autistes.

Environnement structuré et prévisible

Les étudiant.e.s autistes prospèrent souvent dans des environnements structurés et prévisibles.

En explorant et en incorporant diverses stratégies d'enseignement, les éducateur.trice.s et les parents/tuteur.trice.s peuvent créer un environnement d'apprentissage dynamique et de soutien pour les étudiant.e.s autistes.

Il est important d'observer et d'évaluer les réponses de l'étudiant.e à différentes stratégies pour identifier celles qui sont les plus efficaces et attrayantes. La flexibilité et l'adaptation continue sont essentielles pour garantir que les stratégies d'enseignement correspondent aux besoins changeants de chaque étudiant.e et favorisent ses résultats d'apprentissage optimaux.

Adaptations et modifications

Adaptations pour soutenir l'étudiant.e autiste dans l'accès et la participation au processus d'apprentissage

Lorsque l'on enseigne à domicile à un.e étudiant.e autiste, il est essentiel de fournir des adaptations qui soutiennent ses besoins uniques et facilitent son accès et sa participation au processus d'apprentissage.

Les adaptations sont des ajustements ou des modifications apportés à l'environnement, aux matériels ou aux stratégies d'enseignement pour éliminer les obstacles et favoriser l'inclusion. Il peut être utile de considérer des adaptations dans les domaines suivants :

SOUTIENS SENSORIELS

• Créez un environnement d'apprentissage sûr et sain qui soit convivial sur le plan sensoriel pour chaque étudiant.e, en réduisant les distractions inutiles, en fournissant un espace calme et en tenant compte de ses préférences en matière d'éclairage, de bruit et de température.

Soutiens visuels

• Utilisez des supports visuels pour améliorer la compréhension, l'organisation et la communication.

Soutiens en communication

• Soutenez les besoins de compréhension, d'apprentissage et de communication en utilisant des systèmes de communication alternatifs ou augmentatifs.

Instruction individualisée

• Adaptez l'enseignement pour répondre aux besoins individuels de l'étudiant.e, à ses intérêts et à son style d'apprentissage.

Stratégies d'évaluation flexibles

• Adaptez les stratégies d'évaluation pour qu'elles correspondent aux compétences, aux forces et au style de communication de chaque étudiant.e.

Ajustements pour les fonctions exécutives

• Soutenez les compétences des fonctions exécutives, telles que la planification, l'organisation et la gestion du temps.

Stratégies de soutien pour le bien-être

• Mettez en place des stratégies de soutien pour promouvoir l'autorégulation et le bien-être socio-émotionnel.

Favorisez le dialogue et la coexistence

- Établissez des moyens de concevoir et d'évaluer un accord de coexistence et d'harmonie avec les étudiant.e.s, comprenant des attentes de comportement claires, des rappels appropriés et des occasions de révision.

- Rappelez-vous que les adaptations doivent être adaptées aux besoins et aux préférences spécifiques de chaque étudiant.e autiste. La communication régulière et la collaboration avec chaque étudiant.e, ainsi que l'observation de leurs réponses et de leurs progrès, sont cruciales pour identifier les adaptations efficaces et effectuer les ajustements nécessaires.

En fournissant des adaptations appropriées, les éducateur.trice.s et les parents/tuteur.trice.s peuvent créer un environnement d'apprentissage inclusif et de soutien qui permet à chaque étudiant.e autiste d'accéder et de participer de manière significative au processus éducatif.

Explorer les modifications pour ajuster le programme d'études et les attentes d'apprentissage selon les besoins

Lorsque l'on enseigne à domicile à un.e étudiant.e autiste, il est important de faire preuve de flexibilité et d'ouverture pour modifier le programme d'études et les attentes d'apprentissage. Les modifications impliquent d'adapter le contenu, le rythme ou la complexité du programme d'études pour garantir que chaque étudiant.e puisse accéder et participer efficacement au matériel.

Voici quelques considérations pour effectuer des modifications:

ADAPTATIONS DU PROGRAMME D'ÉTUDES

• Selon les besoins, ajustez la profondeur ou l'étendue du programme d'études, des matériaux et des contextes par rapport au développement de l'étudiant.e.

TRAJECTOIRES D'APPRENTISSAGE FLEXIBLES

• Permettez de la flexibilité dans la séquence ou l'ordre des sujets pour s'adapter aux intérêts et au style d'apprentissage de l'étudiant.e.

ATTENTES D'APPRENTISSAGE POUR LE DÉVELOPPEMENT

• Établissez des objectifs d'apprentissage ambitieux, réalistes et réalisables qui tiennent compte des compétences individuelles de l'étudiant.e et de son stade de développement, des objectifs pédagogiques et des désirs de l'étudiant.e.

SOUTIEN ET ADAPTATIONS INDIVIDUALISÉES

• Ajustez le niveau d'assistance ou de guidance fourni en fonction des besoins de l'étudiant.e, en encourageant en tout temps l'autonomie.

ÉVALUATION PERSONNALISÉE

• Adaptez les méthodes d'évaluation pour qu'elles correspondent aux forces et aux compétences de chaque étudiant.e, en veillant à ce qu'ils/elles puissent démontrer efficacement leurs connaissances et compétences.

OBSERVATION ET AJUSTEMENTS CONTINUS

• Observez en permanence les progrès de chaque étudiant.e et apportez des ajustements au programme d'études et aux attentes d'apprentissage au besoin.

• Rappelez-vous que les modifications doivent s'adapter aux besoins et aux compétences spécifiques de l'étudiant.e, et que les modifications efficaces sont flexibles et répondent aux besoins individuels.

2.7 Évaluation, suivi et révision des progrès

METTRE EN AVANT L'ÉVALUATION FORMATIVE ET LE SUIVI

L'évaluation formative, la surveillance continue des progrès et la révision sont des éléments essentiels pour soutenir le processus éducatif d'un.e étudiant.e autiste à travers un Programme d'Éducation Individualisé (PEI).

En évaluant régulièrement et en révisant les progrès de l'étudiant.e, les éducateur.trice.s et les parents/tuteur.trice.s peuvent évaluer l'efficacité du PEI, apporter les ajustements nécessaires et s'assurer que les besoins de l'étudiant.e sont satisfaits.

Voici quelques points clés qui mettent en évidence l'importance de la surveillance et de la révision continues des progrès :

ÉVALUATION DE L'ATTEINTE DES PLANS, DES OBJECTIFS ET DES BUTS

L'évaluation et la surveillance régulière des progrès permettent aux éducateur.trice.s et aux parents/tuteur.trice.s d'évaluer si un.e étudiant.e progresse vers les objectifs établis dans le PEI.

L'évaluation de l'atteinte des objectifs fournit des informations sur le développement de l'étudiant.e, ses domaines de force et les domaines qui pourraient nécessiter un soutien ou une modification supplémentaire.

IDENTIFICATION DES DOMAINES NÉCESSITANT DES AJUSTEMENTS

La surveillance continue des progrès aide à identifier les domaines où des ajustements ou des modifications pourraient être nécessaires dans le PEI.

En observant les performances de l'étudiant.e et en tenant compte de ses commentaires, les éducateur.trice.s et les parents/tuteur.trice.s peuvent repérer d'éventuelles barrières, difficultés ou changements dans les besoins de l'étudiant.e.

COLLABORATION ET COMMUNICATION

La surveillance continue des progrès facilite la communication et la collaboration régulières entre toutes les parties prenantes impliquées dans l'éducation de l'étudiant.e.

Les éducateur.trice.s, les parents/tuteur.trice.s et tout professionnel pertinent peuvent partager des observations, des idées et des retours sur les progrès de l'étudiant.e.

Les discussions collaboratives aident à garantir que toutes les parties sont informées et en communication, ce qui permet de développer une compréhension globale des besoins de l'étudiant.e et de l'efficacité du PEI.

PRISE DE DÉCISIONS BASÉE SUR LES DONNÉES

L'évaluation fournit des données et des informations précieuses qui soutiennent la prise de décisions.

En analysant les données et les observations, les éducateur.trice.s et les parents/tuteur.trice.s peuvent prendre des décisions éclairées sur les ajustements, les modifications ou les interventions supplémentaires nécessaires pour soutenir les progrès de l'étudiant.e.

Les données peuvent également être utilisées pour communiquer les progrès de l'étudiant.e à d'autres professionnels ou parties prenantes pertinentes.

CÉLÉBRATION DES ÉTAPES ET DES SUCCÈS

L'évaluation et le suivi du processus permettent la reconnaissance et la célébration des réalisations et des étapes de l'étudiant.e. Cela peut contribuer positivement à l'estime de soi et à la participation générale de l'étudiant.e dans son processus d'apprentissage.

GARANTIE D'AMÉLIORATION CONTINUE

La révision et l'évaluation régulières du PEI contribuent à l'amélioration continue de l'expérience éducative de l'étudiant.e. En identifiant les domaines de succès et les domaines à améliorer, les éducateur.trice.s et les parents/tuteur.trice.s peuvent affiner les stratégies d'enseignement, modifier les objectifs ou améliorer les soutiens fournis.

Le suivi continu de la progression contribue à garantir que le PEI continue de répondre aux besoins changeants de l'étudiant.e et favorise son développement continu.

2.8 Soutien à la transition et à la continuité

Soutenir les transitions entre les environnements éducatifs et les étapes de développement

Les Plans d'Éducation Individualisés (PEI) jouent un rôle crucial dans le soutien à des transitions fluides entre différents environnements éducatifs et étapes de développement pour les étudiant.e.s autistes. En assurant la continuité, la collaboration et le soutien individualisé, les PEI peuvent faciliter des transitions réussies.

Voici quelques points clés soulignant comment les PEI soutiennent des transitions fluides :

Continuité du soutien

Les PEI fournissent un cadre pour maintenir la continuité du soutien dans différents environnements éducatifs et transitions.

En documentant les forces, les besoins, les adaptations et les objectifs de l'étudiant.e, les PEI garantissent que les informations essentielles sont communiquées et partagées avec les parties prenantes pertinentes.

La continuité du soutien contribue à minimiser les interruptions et garantit une transition sans heurts, que l'étudiant.e passe de l'éducation à domicile à des écoles régulières, à des programmes spécialisés ou à différents niveaux éducatifs.

PLANIFICATION DE LA TRANSITION INDIVIDUALISÉE

Les PEI intègrent la planification de la transition, qui aide à préparer les étudiant.e.s autistes aux changements dans les environnements éducatifs ou entre les étapes de développement.

La planification de la transition au sein du PEI se concentre sur l'identification d'objectifs spécifiques, de soutiens et d'adaptations nécessaires pour faciliter une transition réussie.

Cela implique des discussions collaboratives et des stratégies individualisées qui abordent les défis ou les préoccupations potentiels, tels que les changements de routines, les dynamiques sociales ou les attentes académiques.

COLLABORATION ENTRE LES PARTIES PRENANTES

Les PEI favorisent la collaboration entre les éducateur.trice.s, les parents/tuteur.trice.s et les professionnelles impliquées dans l'éducation de l'étudiant.e.

Les discussions collaboratives lors des réunions du PEI garantissent que toutes les parties sont informées et impliquées dans le processus de transition.

Les parties prenantes peuvent partager des idées, des recommandations et des ressources pour soutenir la transition réussie de l'étudiant.e et fournir un système de soutien complet.

Si nécessaire, la collaboration de professionnelles de la santé physique ou mentale peut également être intégrée à ce domaine, dans le cadre du processus éducatif et du développement global de l'étudiant.e.

Stratégies de soutien et adaptations cohérentes

Les PEI décrivent des stratégies de soutien et des adaptations spécifiques adaptées aux besoins individuels de l'étudiant.e.

La mise en œuvre cohérente de ces stratégies dans différents environnements éducatifs garantit qu'un.e étudiant.e reçoit le soutien nécessaire pendant les transitions.

Les éducateur.trice.s et les parents/tuteur.trice.s peuvent travailler ensemble pour communiquer et former les nouveauvx éducateur.trices ou le personnel de soutien sur les besoins de soutien individualisés et les stratégies de l'étudiant.e.

Évaluation et ajustement

Les PEI incluent des dispositions pour surveiller la progression continue et revoir périodiquement le développement de l'étudiant.e et l'efficacité du soutien fourni.

Pendant les transitions, ces évaluations peuvent aider à identifier les changements dans les besoins de l'étudiant.e ou les défis qui pourraient nécessiter des ajustements dans le PEI.

La communication et la collaboration régulières entre les parties prenantes permettent de prendre des décisions basées sur les données pour s'assurer que le PEI reste réceptif aux besoins changeants de l'étudiant.e.

Autodéfense et compétences de transition

Les PEI soutiennent le développement de l'autodéfense et des compétences de transition, autonomisant l'étudiant.e pour participer activement à son propre parcours éducatif.

En incluant des objectifs liés à l'autodéfense, à l'autodétermination et à la préparation à la transition, les PEI aident l'étudiant.e à développer les compétences nécessaires pour naviguer de manière indépendante dans les transitions.

Des stratégies telles que offrir des opportunités de prise de décision, encourager l'auto-réflexion et promouvoir la prise de conscience de soi contribuent à la confiance et à l'autonomie de l'étudiant.e pendant les transitions.

2.9 Prévenir et résoudre les difficultés et les défis de l'éducation à domicile des étudiant.e.s autistes

L'éducation à domicile des étudiant.e.s autistes peut offrir de nombreux avantages et opportunités d'apprentissage personnalisé, mais il est important de prendre conscience des difficultés et des défis potentiels qui peuvent surgir. En abordant de manière proactive ces défis, nous pouvons créer une expérience d'éducation à domicile favorable et réussie pour les étudiant.e.s autistes.

Voici quelques stratégies qui peuvent être utiles pour prévenir les difficultés et les défis dans l'éducation à domicile pour les personnes autistes :

ÉTABLIR DES ROUTINES CLAIRES ET COHÉRENTES

Les personnes autistes se développent souvent mieux avec de la structure et de la routine. Établir des routines quotidiennes claires et cohérentes peut aider à fournir un sentiment de prévisibilité et de stabilité, réduisant l'anxiété et facilitant les transitions plus fluides entre les activités. La création de routines peut également jouer un rôle important dans le bien-être et la tranquillité de tous les membres de la famille, notamment les parents/tuteur.rice.s.

PRIORISER LES SOUTIENS SENSORIELS

Les sensibilités sensorielles sont courantes chez les personnes autistes. La création d'un environnement d'apprentissage qui prend en compte les besoins sensoriels peut garantir un espace de travail calme et organisé.

TENIR COMPTE DES STYLES D'APPRENTISSAGE INDIVIDUELS

L'adaptation des méthodes d'enseignement pour répondre aux besoins individuels de chaque étudiant.e autiste facilite l'alignement de l'approche pédagogique sur leurs forces et favorise leur participation.

RÉPONDRE AUX BESOINS D'INTERACTION SOCIALE

L'éducation à domicile peut limiter les opportunités d'interaction sociale. Cela peut être encouragé par le biais d'opportunités telles que rejoindre des groupes de soutien locaux, participer à des activités communautaires ou s'engager sur des plateformes en ligne où iel.le.s peuvent interagir avec des pairs partageant des intérêts similaires.

FAVORISER LA COMMUNICATION ET LA COLLABORATION

La ouverture des voies de communication et de collaboration avec chaque étudiant.e offre l'opportunité à leurs pensées, idées et préoccupations d'être écouté.e.s et valorisé.e.s. Le suivi régulier permet de comprendre leur progression, leurs défis et leurs domaines d'intérêt, et d'ajuster l'approche de l'éducation à domicile.

RECHERCHER UN SOUTIEN ET UNE ORIENTATION PROFESSIONNELLE

Le soutien de professionnel.le.s expérimenté.e.s dans le domaine de l'autisme, qui peuvent offrir des conseils et un soutien précieux pour concevoir un programme d'éducation à domicile efficace, peut prévenir ou contribuer à résoudre les difficultés.

ACCÉDER AUX RESSOURCES DE LA COMMUNAUTÉ

Entrer en contact avec des organisations locales pour l'autisme, des groupes de soutien ou des communautés en ligne afin de se connecter avec d'autres familles qui éduquent à domicile et de partager des expériences, des ressources et des conseils, permet d'échanger un soutien précieux et un sentiment d'appartenance, aidant à relever les défis et à célébrer les réussites.

PRENDRE SOIN DE L'AIDANT.E

L'éducation à domicile peut être exigeante pour les aidant.e.s, tant sur le plan physique qu'émotionnel. Prioriser l'auto-soin, rechercher le soutien d'ami.e.s ou de membres de la famille, et envisager des options de relève sont des mesures utiles pour éviter l'épuisement. Prendre soin de soi permet également de fournir un meilleur soutien et de défendre les besoins de l'étudiant.e autiste.

SURVEILLER ET ÉVALUER LA PROGRESSION

Suivre et enregistrer les jalons du processus, documenter les réussites et identifier les domaines susceptibles de nécessiter un soutien supplémentaire ou des ajustements dans l'approche de l'éducation à domicile peut être utile pour prévenir ou apprendre des expériences difficiles ou des défis.

Rester flexible et s'adapter

Maintenir une attitude ouverte aux ajustements et aux modifications selon les besoins est nécessaire pour la continuité du processus éducatif de chaque étudiant.e autiste, qui est unique et dont les besoins peuvent évoluer avec le temps. Cela implique la flexibilité de l'approche, des stratégies, des ressources ou des techniques pour offrir un meilleur soutien à la croissance et au développement de l'étudiant.e.

En abordant de manière proactive les difficultés et les défis possibles, l'éducation à domicile pour l'autisme peut être une expérience gratifiante et réussie. En créant un environnement de soutien et d'inclusion, en adaptant l'approche pédagogique aux besoins individuels et en accédant aux ressources et au soutien nécessaires, nous pouvons offrir une expérience d'éducation à domicile enrichissante et émancipatrice pour les étudiant.e.s autistes.

Conclusion

La création de plans d'éducation individualisés permet à l'éducation à domicile de fournir un parcours d'apprentissage personnalisé pour les étudiant.e.s autistes. En se concentrant sur leurs forces, leurs besoins et leurs objectifs individuels, les plans d'éducation individualisés encouragent un environnement éducatif inclusif et de soutien. Grâce à la collaboration et à l'évaluation continue, des ajustements peuvent être apportés pour garantir une expérience d'éducation à domicile personnalisée et efficace.

CHAPITRE 3

Collaboration avec les professionnels et les réseaux de soutien

3.1 Travailler avec les enseignant.e.s et autres professionnel.le.s

La collaboration avec les enseignant.e.s et autres professionnel.le.s est essentielle pour créer un environnement d'apprentissage à domicile adapté aux étudiant.e.s autistes. En travaillant ensemble, les enseignant.e.s et les parents/caretaker peuvent tirer parti d'une vaste gamme de connaissances et de ressources pour offrir une éducation globale.

Voici quelques stratégies pour une collaboration efficace avec les enseignant.e.s et autres professionnel.le.s :

ÉTABLIR DES RÔLES ET DES ATTENTES CLAIRES

- Définir clairement les rôles et les responsabilités de chaque membre de l'équipe, y compris les enseignant.e.s et autres professionnel.le.s impliqué.e.s dans l'éducation à domicile.

- Discuter et aligner les attentes en ce qui concerne la communication, la planification des leçons, le suivi des progrès et les évaluations.

- Promouvoir un environnement de respect mutuel et de collaboration pour assurer une approche cohérente dans l'éducation de l'étudiant.e.

Communication et mises à jour régulières

- Maintenir une communication continue avec les enseignant.e.s et autres professionnel.le.s pour échanger des informations, partager des idées et fournir des mises à jour sur les progrès de l'étudiant.e.

- Programmer des réunions régulières pour discuter des objectifs, des défis et des stratégies de soutien de l'étudiant.e.

- Partager des commentaires et des observations pour faciliter l'amélioration continue et le perfectionnement des approches pédagogiques.

PLANIFICATION COLLABORATIVE DES COURS, DES ATELIERS, ETC.

- Collaborer avec les enseignant.e.s et autres professionnel.le.s pour élaborer des plans de tâches alignés sur le plan d'éducation individualisé (PEI) de l'étudiant.e.

SOUTIEN INDIVIDUALISÉ ET ADAPTATIONS

- Collaborer avec les enseignant.e.s et autres professionnel.le.s pour fournir un soutien individualisé et des adaptations qui répondent aux besoins spécifiques de l'étudiant.e.

DÉVELOPPEMENT PROFESSIONNEL ET FORMATION

- Participer à des opportunités de développement professionnel avec les enseignant.e.s et autres professionnel.le.s pour améliorer la connaissance et la compréhension de l'autisme ainsi que les pratiques pédagogiques efficaces.

ÉVALUATION, SUIVI ET RAPPORTS

• Collaborer avec les enseignant.e.s et autres professionnel.le.s pour établir des systèmes cohérents d'évaluation, de suivi et de rapports de progrès.

ENCOURAGER UNE COMMUNAUTÉ D'APPRENTISSAGE DE SOUTIEN

• Promouvoir une communauté d'apprentissage de soutien et inclusive en favorisant la communication et la collaboration régulières entre les enseignant.e.s et autres professionnel.le.s.

• Créer des opportunités de développement professionnel partagé, de mentorat entre pairs et de résolution collaborative de problèmes.

• Célébrer les réalisations et les succès au sein de la communauté d'apprentissage, en favorisant un environnement positif et encourageant pour tous les membres de l'équipe.

3.2 Accéder aux ressources et aux services de soutien de la communauté

Accéder aux ressources et aux services de soutien de la communauté peut considérablement enrichir l'expérience éducative des étudiant.e.s autistes dans un environnement d'éducation à domicile, et offrir une aide précieuse aussi bien aux enseignant.e.s qu'aux parents ou aux soignant.e.s.

Les ressources et les services de soutien de la communauté offrent une expertise spécialisée, des orientations et des opportunités d'interaction sociale.

Voici quelques stratégies pour accéder aux ressources et aux services de soutien de la communauté :

ORGANISATIONS LOCALES LIÉES À L'AUTISME ET GROUPES DE SOUTIEN

• Faire des recherches et entrer en contact avec des organisations locales liées à l'autisme et des groupes de soutien offrant des ressources, des informations et des opportunités de réseautage.

CONSULTATION ET ÉVALUATION PROFESSIONNELLES

• Rechercher des consultations et des évaluations professionnelles pour évaluer les besoins de développement, les forces et les domaines de soutien de l'étudiant.e.

SERVICES DE SANTÉ PHYSIQUE OU MENTALE

• Discuter de la possibilité de séances de traitement, de thérapies, etc., en personne ou en ligne, nécessaires pour aborder des domaines spécifiques liés à la santé physique ou mentale.

• Dans les cas appropriés, collaborer à l'intégration de ces services dans le plan d'éducation individualisé (PEI).

OPPORTUNITÉS D'APPRENTISSAGE BASÉES SUR LA COMMUNAUTÉ

• Explorer les opportunités d'apprentissage basées sur la communauté qui viennent compléter l'éducation à domicile, telles que les visites de musées, les excursions dans la nature ou les événements culturels.

Communautés et plateformes d'apprentissage en ligne

• Participer aux communautés et aux plateformes d'apprentissage en ligne adaptées aux étudiant.e.s autistes et à leurs familles.

Collaboration avec les écoles et les enseignant.e.s locaux

• Encourager la collaboration avec les écoles et les enseignant.e.s locaux pour accéder à des ressources supplémentaires, à de l'expertise et à des opportunités extrascolaires, en particulier dans les domaines d'intérêt des étudiant.e.s.

Programmes et services gouvernementaux, publics et privés

• Rechercher des programmes et des services gouvernementaux offrant un soutien aux personnes autistes et à leurs familles.

• Rechercher des options de financement, de subventions ou de bourses pouvant être disponibles pour aider avec les ressources éducatives, et éventuellement aussi les services thérapeutiques ou la technologie d'assistance, selon les besoins.

• Se familiariser avec les droits et les avantages des personnes autistes dans le système éducatif et accéder aux soutiens ou aux adaptations disponibles.

Réseaux de soutien pour les parents et les aidants

• Se connecter avec des réseaux de soutien pour les parents et les aidants, que ce soit localement ou en ligne, pour partager des expériences, rechercher des conseils et offrir un soutien mutuel.

3.3 Réseaux et associations d'éducation à domicile

Établir des partenariats avec des réseaux et des organisations d'éducation à domicile peut fournir un soutien précieux, des ressources et des opportunités de collaboration dans un environnement d'éducation à domicile pour l'autisme. En se connectant à ces réseaux, les éducateur.trice.s et les parents/caregivers peuvent avoir accès à une communauté de soutien,

En construisant des partenariats avec des réseaux et des organisations d'éducation à domicile, les éducateur.trice.s et les parents/caregivers peuvent accéder à une communauté de soutien, obtenir des connaissances spécialisées et créer des opportunités de collaboration et d'apprentissage partagé. L'échange d'idées, de ressources et d'expériences au sein de ces réseaux peut contribuer au succès et à la croissance des étudiants autistes sur leur chemin d'éducation à domicile.

Adopter l'éducation à domicile pour l'autisme comme avenir de l'éducation

L'éducation à domicile pour l'autisme a émergé comme une approche prometteuse pour l'éducation des personnes sur le spectre autistique. En reconnaissant et en valorisant les forces, les compétences et les perspectives uniques des étudiants autistes, nous pouvons créer un environnement d'apprentissage inclusif et enrichissant qui favorise leur développement intégral et leur bien-être. Tout au long de ce livre, nous avons exploré différents aspects de l'éducation à domicile pour l'autisme, mettant en avant son approche personnalisée et individualisée de l'apprentissage et du développement.

De la perspective de la neurodiversité, nous reconnaissons la diversité des profils qui existent au sein du spectre autistique et soulignons l'importance de comprendre et de respecter ces différences. En reconnaissant et en embrassant la nature unique du développement dans l'autisme, nous pouvons changer notre approche en mettant en avant les bases de l'éducation sur les forces des personnes autistes.

En évitant les approches comportementales, nous soulignons l'importance d'une éducation individualisée, contextualisée et incarnée. Une éducation qui permet l'apprentissage personnalisé, reconnaissant les façons particulières de fonctionner, les trajectoires de développement, les préférences et les intérêts de chaque étudiant autiste. En personnalisant les contenus, les stratégies et les matériaux pédagogiques, nous pouvons créer un environnement d'apprentissage qui s'adapte aux besoins uniques de chaque étudiant autiste.

Il est possible de créer des environnements ouverts et inclusifs qui favorisent le développement intégral de chaque étudiant et les habilite à atteindre leur plein potentiel. Grâce à l'enseignement personnalisé, au soutien individualisé et à une focalisation sur le développement de compétences au-delà de la simple acquisition de connaissances, nous pouvons ouvrir la voie à une expérience éducative plus satisfaisante, émancipatrice et gratifiante pour les personnes autistes.

La mise en œuvre de l'éducation à domicile pour l'autisme pourrait façonner un avenir d'épanouissement pour les personnes autistes.